BEI GRIN MACHT SICH IHR WISSEN BEZAHLT

- Wir veröffentlichen Ihre Hausarbeit, Bachelor- und Masterarbeit

- Ihr eigenes eBook und Buch - weltweit in allen wichtigen Shops

- Verdienen Sie an jedem Verkauf

Jetzt bei www.GRIN.com hochladen und kostenlos publizieren

GRIN

Patrick Enderle

Überblick über den Pharmamarkt

GRIN Verlag

Bibliografische Information der Deutschen Nationalbibliothek:

Die Deutsche Bibliothek verzeichnet diese Publikation in der Deutschen National-
bibliografie; detaillierte bibliografische Daten sind im Internet über http://dnb.d-
nb.de/ abrufbar.

Impressum:

Copyright © 2007 GRIN Verlag GmbH
Druck und Bindung: Books on Demand GmbH, Norderstedt Germany
ISBN: 978-3-640-31619-9

Dieses Buch bei GRIN:

http://www.grin.com/de/e-book/124928/ueberblick-ueber-den-pharmamarkt

GRIN - Your knowledge has value

Der GRIN Verlag publiziert seit 1998 wissenschaftliche Arbeiten von Studenten, Hochschullehrern und anderen Akademikern als eBook und gedrucktes Buch. Die Verlagswebsite www.grin.com ist die ideale Plattform zur Veröffentlichung von Hausarbeiten, Abschlussarbeiten, wissenschaftlichen Aufsätzen, Dissertationen und Fachbüchern.

Besuchen Sie uns im Internet:

http://www.grin.com/

http://www.facebook.com/grincom

http://www.twitter.com/grin_com

Überblick über den Pharmamarkt

Projektarbeit

vorgelegt am   10.04.2007

Studienbereich: Wirtschaft

Studiengang: Gesundheitswesen

Inhaltsverzeichnis

1 Problemstellung und Zielsetzung

Der Pharmamarkt befindet sich seit Jahren in einem wesentlichen Wandel. Als wichtigste Herausforderung für das Management wird sich in den kommenden Jahren die optimale Anpassung an die Veränderung aller Umstände herausstellen. Zu diesen Veränderungen zählen vor allem die gesetzlichen Rahmenbedingen und Deregulierungen, der politische Druck auf die Kosten sowie die Konsolidierung in der Pharmaindustrie. Nicht zu vernachlässigen sind der demographische Wandel, sprich die Vergreisung der Bevölkerung und die zunehmende Bedeutung von Beauty und Health. Durch Veränderungen der Wettbewerbsbedingungen und des rechtlichen Umfelds ist eine immer größer werdende Dynamik und Komplexität des pharmazeutischen Marktes zu erkennen.

Das Gesundheitsmodernisierungsgesetz, sowie das veränderte Konsumverhalten der durch die modernen Medien sehr gut informierten Patienten, zwingt zu erheblichen Kosteneinsparungen und belebt somit auch den bereits schon bestehenden, enormen Konkurrenzkampf. Das veränderte Gesundheitsverhalten der Patienten, die immer mehr Wert auf Prävention von Krankheiten legen, eröffnet den Pharmaunternehmen einen stark wachsenden Markt der Selbstmedikation.[1] Nur, wer sich den Veränderungen optimal anpasst, wird es auf Dauer schaffen, sich weiterhin auf dem Pharmamarkt behaupten zu können. Diesen Veränderungen werden wohl viele kleinere Pharmaunternehmen zum Opfer fallen, da sie gegen die Übermacht der großen Unternehmen klar im Nachteil sind.

Diese Projektarbeit bietet einen Überblick über den nationalen und internationalen Pharmamarkt und stellt aktuelle Problematiken und Trends für die kommenden Jahre dar.

---

[1] Vgl. Pape,G.(2000): http://www.diplom.de/db_netskill/diplomarbeiten3169.html, (23.02.2007)

2 Definitionen

2.1 Pharmazie

Die Pharmazie, oder auch Pharmazeutik genannt, ist eine relativ junge Wissenschaft, die sich in erster Linie mit der Forschung und Entwicklung sowie Herstellung, Prüfung, Beschaffenheit, Wirkung und Abgabe von Arzneimitteln beschäftigt.

Der Begriff Pharmazie hat seinen Ursprung im Altgriechischen und beschreibt im Wesentlichen die Arzneimittelkunde.

In der Pharmazie wird eine Vielzahl von naturwissenschaftlichen Aspekten vereint, wobei die Chemie und die Biologie eine übergeordnete Rolle spielen.[2]

2.2 Pharmaunternehmen

Alle Unternehmen, die Arzneimittel erforschen, entwickeln, testen, herstellen und schließlich vermarkten, bezeichnet man als Pharmaunternehmen.

Als Beispiele lassen sich große Hersteller von Pharmaprodukten wie Novartis (Schweiz), Bayer AG (Deutschland) und Pfizer (USA) aufzählen. Diese Unternehmen bilden das „Dach" der pharmazeutischen Industrie, allerdings werden auch Dienstleistungsunternehmen, welche für den Verkauf und den Versand von Arzneimitteln verantwortlich sind (Apotheken, Lieferanten), als Pharmaunternehmen aufgeführt.[3]

2.3 Der Pharmamarkt

Der Begriff Markt bezeichnet einen Ort, an dem regelmäßig Waren getauscht und gehandelt werden. Hier kommen Angebot und Nachfrage von Waren, Dienstleistungen und Rechtsformen zusammen.

Der Pharmamarkt ist eine spezielle Marktbranche, in welcher der Handel mit Arzneimitteln stattfindet.

---

[2] Vgl. o.V. (2007): http://de.wikipedia.org/wiki/Pharmaunternehmen, (23.02.2007)
[3] Vgl. o.V. (2007): http://de.wikipedia.org/wiki/Pharmazie, Stand: 27.02.2007

3 Der deutsche Pharmamarkt

3.1 Pharmaindustrie in Deutschland

Deutschland zählt neben den USA und Japan zu den, in der Pharmaindustrie führenden Nationen. In den letzten Jahren stellen aufstrebende Industrienationen mit boomender Wirtschaft, wie z.b. Indien und China, eine immer größer werdende Konkurrenz für die, derzeit auf dem pharmazeutischen Weltmarkt führenden Unternehmen, dar. Obwohl sich die Position Deutschlands an der Weltmarktspitze in den Jahren zwischen 1990 und 2001 numerisch nicht verändert hat, wurde jedoch deutlich, dass Pharmaunternehmen in deutschem Besitz, sowohl auf dem Weltmarkt, als auch national an Bedeutung verloren haben.[4] Die einzelnen Pharmaunternehmen versucht allerdings durch Beeinflussung der verordnenden Ärzte ihre Marktposition auf dem nationalen Pharmamarkt zu verbessern.[5]

Beim statistischen Bundesamt der Bundesrepublik Deutschland waren im Jahr 2005 insgesamt 975 pharmazeutische Unternehmen gemeldet. Obwohl rund 90 % dieser Unternehmen im In- und Ausland tätig sind, erwirtschaften sie den überwiegenden Teil ihres Jahresumsatzes auf dem deutschen Pharmamarkt. Im Vergleich zum Jahr 2004 kam es im Jahr 2005 zu einem Produktionsanstieg um + 9,8 %.

Im Jahr 2005 stellten die ca. 113.000 auf dem Pharmamarkt beschäftigten Personen pharmazeutische Erzeugnisse im Gesamtwert von 22,7 Milliarden € her. Im Jahr 2004 zählte die pharmazeutische Industrie zu den leistungsfähigsten und produktivsten Wirtschaftszweigen in Deutschland.[6]

Die Bundesrepublik Deutschland legte in den letzten Jahren sowohl im Import, als auch im Export pharmazeutischer Erzeugnisse deutlich zu und konnte ihren Umsatz in nur 5 Jahren mehr als verdoppeln. 2005 wurden Produkte im Wert von 31,8 Mio. Euro exportiert, was einen Zuwachs von mehr als 10 %, im Vergleich zum Vorjahr, bedeutet. Da im selben Jahr allerdings nur Pharmaprodukte im Wert von 26,6 Mio. Euro nach Deutschland eingeführt wurden, ist ein klarer Exportüberschuss zu erkennen. Als Hauptlieferanten lassen sich aus deutscher Sicht, abgesehen von den USA, hauptsächlich europäische Staaten wie Irland, Frankreich und die Schweiz aufführen. Die Spitze der Hauptabnehmer deutscher

---

[4] Vgl. o. V. (Juli 2006): http://www.aok-bv.de/imperia/md/content/aokbundesverband/
dokumente/pdf/service/ggw3_2006_wido.pdf (14.3.2007)
[5] Vgl. o. V. (Feb. 2007) Pharmazeutische Zeitung , Seite 9 (14.3.2007)
[6] Vgl. o. V. (2006): http://www.destatis.de/themen/d/thm_gesundheit.php (14..03.2007)

Pharmazeutika bilden Belgien, die USA und die Schweiz, welche nahezu die Hälfte aller exportierten Erzeugnisse beziehen.

Die Pharmaindustrie hat im Jahre 2005 ca. 4,5 Mio. Euro in Entwicklung und Forschung investiert, dies entspricht ca. 9,5 % der, in der deutschen Wirtschaft für Forschung und Entwicklung, entstandenen Kosten.

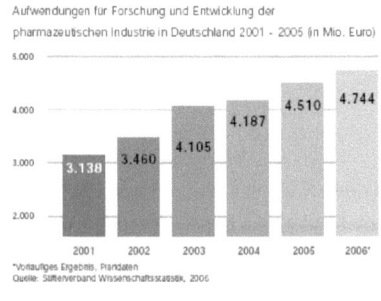

Aufwendungen für Forschung und Entwicklung der pharmazeutischen Industrie in Deutschland 2001 - 2005 (in Mio. Euro)

2001 2002 2003 2004 2005 2006*
*Vorläufiges Ergebnis, Prändaten
Quelle: Stifterverband Wissenschaftsstatistik, 2006

Grafik 1[7]

Bei relativer Betrachtung der Forschungskosten, gemessen an ihrem Gesamtumsatz, ist die Pharmaindustrie als die mit Abstand forschungsintensivste Branche in Deutschland anzusehen.[8]

Der Industriestandort Deutschland sowie der wirtschaftliche Erfolg der hier angesiedelten Pharmaunternehmen ist eng an die gesundheitspolitischen Rahmenbedingungen gekoppelt.

Wird der Pharmastandort Deutschland weiterhin mit gezielten Maßnahmen gestärkt, so liefert er in den kommenden 10 - 15 Jahren ein erhebliches Potential für den Arbeitsmarkt. Laut einer Studie der VFA AG wird die Bereitstellung von mehreren zehntausend vorwiegend akademischen Arbeitsplätzen erwartet.[9]

3.2 Marktunterteilung

3.2.1 Der GKV- Markt

Der GKV-Markt beinhaltet Arzneimittel, deren Kosten von den jeweiligen nationalen Sozialversicherungssystemen übernommen werden. Insgesamt wurden im Jahr 2005 ca. 648 Mio. Verordnungen zu Lasten der GKV getätigt. Die gesetzlichen Krankenkassen, wie zum Beispiel die AOK, die BEK oder die TK, haben in den letzten Jahren viele Medikamente aus ihrem Kostenübernahmekatalog gestrichen bzw. den Apotheken und verordnenden Ärzten Vorschriften auferlegt, vermehrt preiswertere Produkte mit den selben Wirkstoffen an die Patienten herauszugeben, um so Kosten einzusparen.

---

[7] Vgl o. V (2006): http://www.bpi.de/download/pharmadaten_2006.pdf (22.03.2007)
[8] Vgl. o. V. (August 2006): http://www.bpi.de/download/pharmadaten_2006.pdf (22.03.2007)
[9] Vgl. o. V. (Aug. 2006): http://www.vfa.de/de/presse/pressemitteilungen/pm_008_2006.html

Der Vergleich mit dem OTC – Markt zeigt eine scherenhafte Entwicklung, die vor allem auf einen im Jahre 2004 festgestellten starken Rückgang des OTC - Arzneimittelumsatzes zurückzuführen ist. Allerdings kam es auch auf dem GKV-Markt zu Umsatzeinbußen, welche im Zusammenhang mit einer Abnahme von Arzneimittelverordnungen zu verstehen sind. Diese Einbußen sind im Wesentlichen Auswirkungen des Gesundheitsmodernisierungsgesetzes (GMG) aus dem Jahre 2003. Hierbei spielen vor allem die zusätzlichen Kosten, in Form von Praxis- und Medikamentengebühr, eine entscheidende Rolle.

3.2.2 Der RX- Markt

Dieser Markt beschreibt die Arzneimittel, welche für den Patienten, nur unter Vorlage eines zuvor von einem Arzt verschriebenen Rezeptes, in einer Apotheke erhältlich sind.

Die Verschreibungspflicht ergibt sich aus gesetzlichen Vorgaben, die nach Abhängigkeit des Risikopotentials eines Medikamentes unterschiedlich ausfallen. Diese gesetzliche Grundlage bildet in Deutschland der § 48 des Arzneimittelgesetzes.

Die Pharmaunternehmen führen in Form von mehreren Studien Probandentests durch, um Risiken und Nebenwirkungen eines noch nicht auf dem Markt zu erwerbenden Produktes herauszufinden. Diese ausführlichen Studien ziehen sich meist über mehrere Jahre hin und sind mit enormen Kosten verbunden.

Neue Wirkstoffe sind in der Regel zunächst für mehrere Jahre automatisch verschreibungspflichtig, bis ihr Risikopotential hinreichend abschätzbar ist.[10]

3.2.3 Der OTC – Markt

Unter dem OTC – Markt ist der Markt zu verstehen, auf dem alle nicht verschreibungspflichtigen Arzneimittel („over the counter") verkauft werden.

Dieser Markt wird wiederum in zwei Bereiche unterteilt:

- apothekenpflichtige Medikamente, deren Herausgabe ohne ärztliches Rezept, allerdings nur in einer Apotheke mit entsprechendem Fachpersonal stattfindet.
  Ob eine jeweilige Arznei apothekenpflichtig ist, wird in der Regel auf der Arzneimittelverpackung aufgedruckt oder ist in Arzneimittelverzeichnissen, wie zum Beispiel der Roten Liste mit „Ap" gekennzeichnet. Gesetzliche Grundlage über die einfache Apothekenpflicht regelt der § 43 des Arzneimittelgesetzes [11]

---

[10] Vgl. o. V.: http://de.wikipedia.org/wiki/Verschreibungspflicht (03.04.2007)
[11] Vgl. o. V.: http://de.wikipedia.org/wiki/Apothekenpflicht (03.04.2007)

- frei verkäufliche Medikamente, deren Verkauf in gewöhnlichen Discountmärkten möglich ist.

3.2.4 Der Selbstmedikationsmarkt

Hierbei handelt es sich um die Vermarktung von Arzneimittel, über deren Kauf der Patient selbst entscheidet und die er somit auch selbst bezahlen muss. Hierzu gehören auch Nichtarzneimittel wie Medizinprodukte und Gesundheitsmittel. Einige auf diesem Markt verfügbaren Arzneimittel und Behandlungsmethoden sind z.b. von der herkömmlichen Schulmedizin nicht anerkannt und in ihrer Wirkung nicht staatlich überprüft, daher werden in der Regel die Kosten, die bei einer solchen Behandlung entstehen, von den gesetzlichen und privaten Krankenkassen nicht übernommen.

3.3 Marktführer

3.3.1 Bayer AG

Die Bayer AG ist ein international tätiger Konzern der chemischen Industrie, dessen Hauptsitz in Leverkusen ist. Das Unternehmen wurde 1863 gegründet und verfügt heute über Gesellschaften und 110.200 Mitarbeiter *(Stand 30. Juni 2006)*. Im Jahr 2006 erwirtschaftete die Bayer AG einen bereinigten Gewinn von 3,479 Mrd. Euro bei einem Umsatz von 28,956 Mrd. Euro. Als eines der bekanntesten, von Bayer hergestellten, Medikamente lässt sich Aspirin, ein gängiges Schmerzmittel, aufführen. Mit dem Börsengang im Januar 2002 stellte die Bayer AG, deren Aktie in New York mit dem Kürzel BAY gehandelt wird, seine Konkurrenzfähigkeit sicher und etablierte sich auf dem weltweiten Pharmamarkt.[12]

3.3.2 Novartis Deutschland

Einer der größten Unternehmen ist Novartis Deutschland. Das Unternehmen mit Hauptsitz in der Schweiz, ist weltweit in über 140 Ländern aktiv und erwirtschaftet im Jahr einen Nettoumsatz von ca. 32,2 Mrd. US- Dollar. In Deutschland beschäftigt Novartis insgesamt ca. 8250 Mitarbeiter und erzielte im Jahr 2005 einen Umsatz von 2 Mrd. Euro, Novartis zählt damit mit einem knapp 11 %igen Marktanteil zu einem der umsatzstärksten Unternehmen auf dem deutschen Pharmamarkt [13]

---

[12] Vgl. o. V.: http://de.wikipedia.org/wiki/bayer_ag (14.02.2007)
[13] Vgl. o. V.: http://www.novartispharma.de/pdf/jobs_und_karriere/Unternehmensportrait.pdf (28.03.2007)

3.3.3 BASF

Die BASF-AG wurde am 6. April 1865 gegründet und hat sich in der Zwischenzeit zu einem der größten Industriekonzerne der Welt entwickelt. Zwischen 1925 und 1952 trug die Firma den Name I.G.-Farben AG und war maßgeblich an die Produktion für die Kriegswirtschaft der Nationalsozialisten beteiligt. Die BASF-AG (zwischenzeitlich auch: „Badische Anilin- & Soda-Fabrik AG") ist, nach dem Umsatz bewertet, derzeit der weltweit größte Chemiekonzern. Der Konzern, mit Hauptsitz in Ludwigshafen, ist weltweit mit über 94000 Mitarbeiter in 190 Ländern tätig und erzielte im Jahr 2006 einen Umsatz von 52,61 Mrd. €, was einem Nettogewinn von 3,22 Mrd. € entspricht. Der Konzern ist neben der chemischen Industrie auch in Bereichen wie Öl- und Gaswirtschaft tätig.[14]

3.4 Aktuelle Trends und Problematik

Der deutsche Pharmamarkt erlebte in den letzten Jahren besonders im Bereich Marketing und Vertrieb, einen grundlegenden Wandel, welcher die Pharmaunternehmen zu massiven Änderungen in ihrer Strategie und Handlungsweise zwingt.

Die Pharmaunternehmen müssen unter anderem auf folgende Faktoren reagieren:

- Das Internet bietet den Patienten die Möglichkeit sich über Preise, Wirkstoffe und alternative Behandlungsmöglichkeiten zu informieren, was zu einem veränderten Patientenverhalten führt
- Neue Kommunkitations- und Vertriebswege (Internet und Mobilfunk)
- Neue Technologien und die damit verbundenen Kosten

Diese Faktoren und der zu erwartende Preisdruck, durch Herstellung von Generika und Medikamentenfälschungen, zwingt die Pharmaunternehmen zu einem Umdenken ihres Marketing-Mixes. Dies bedeutet, dass die Unternehmen ihre grundsätzlichen Strategien in den Bereichen Produktpolitik, Preispolitik, Distributionspolitik und Kommunikationspolitik neu überarbeiten, um z.B. ihre Produkte preislich attraktiver zu gestalten oder ihren Bekanntheitsgrad und ihr Image in der kaufkräftigen Bevölkerung zu verbessern. Nur so werden sie, über längere Sicht, der immer größer werdenden Konkurrenz Parole bieten können.[15]

Nach dem Ablaufen des gewerblichen Patentschutzes, das neuen Wirkstoffen eine (von Land zu Land unterschiedliche) Marktexklusivität gewährt, in Deutschland beträgt dieser Schutz 20 Jahre, werden sogenannte Generikahersteller auf den Plan gerufen. Diese

---

[14] Vgl. o. V.: http://de.wikipedia.org/wiki/basf (14.02.2007)
[15] Vgl..: Skript Oppermann 2007 (Marketing)

können ohne jegliche Forschungs- und Entwicklungskosten ein wirkungsgleiches, deutlich billigeres, Produkt auf den Markt bringe. Diese Produkte können für die, auf Grund der entstandenen Forschungskosten, teueren Arzneimittel eine gewaltige Konkurrenz darstellen.

Die Pharmaunternehmen sind daher bestrebt, die für Forschung, Entwicklung und Vertrieb entstandenen Kosten, vor dem Ablauf des Patentschutzes auszugleichen, um ihre Wirtschaftlichkeit zu gewährleisten.

Allerdings fürchten die Pharmaindustrie in den kommenden Jahren nicht nur die immer größer werdende Konkurrenz durch Generikahersteller, auch der immer größer werdende Markt von gefälschten Medikamenten, vor allem aus China, gefährdet viele kleinere Unternehmen in ihrer Existenz.

4 Der internationale Pharmamarkt

Gegen viele Krankheiten gibt es zu dieser Zeit noch keine Medikamente oder sonstige Therapiemöglichkeiten, aber trotzdem steigt die Lebenserwartung der Menschen durch den medizinischen und pharmazeutischen Fortschritt, vor allem in Betracht auf die Entwicklung der Molekular – und Zellbiologie.

Die Konsumenten wollen einen Lebensstil mit mehr Qualität, sie suchen verstärkt nach gesundheitsbezogenen Leistungen und neuen, innovativen Produkten.

4.1 Internationale Pharmaindustrie

Der internationale Pharmamarkt dehnt sich auf Grund dessen immer stärker aus, auch kleinere Länder sind heute schon wettbewerbsfähig. Die Umsatzzahlen der vergangenen Jahre zeigen jedoch, dass die großen Industriestaaten die führenden Unternehmen im Weltpharmamarkt sind.

In 2005 wurde ein Gesamtumsatz von 600,6 Milliarden US Dollar erzielt, das ist gegenüber dem Vorjahr eine Steigerung von 7,4%.

84% dieses Umsatzes erwirtschafteten Nordamerika, Europa und Japan.

Nordamerika erwies sich am Stärksten mit einem Umsatz von über 275 Milliarden US Dollar.

Europa hatte eine Gesamtsteigerung von 6,3% im Vergleich zum Jahr 2004.

Lateinamerika hatte von 2004 auf 2005 die größte Umsatzsteigerung mit 21,5%.[16]

---

[16] Vgl. (o.V.) http://www.bpi.de/download/pharmadaten_2006.pdf

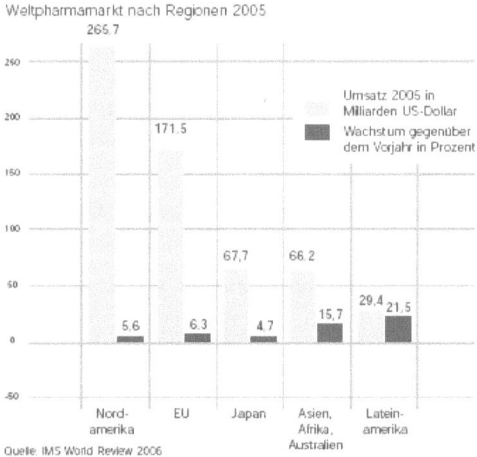

Grafik 2

Jedoch hat Deutschland etwas an den Anteilen des europäischen Umsatzes verloren, denn 1990 stammten noch neun Prozent des Pharmaanteils aus der Bundesrepublik, jetzt sind es nur noch sieben Prozent.

Das liegt vor allem daran, dass Deutschland zu wenig in Forschung und Entwicklung investiert, somit haben andere Länder, wie zum Beispiel Großbritannien, Schweden, Dänemark immer mehr an Bedeutung gewonnen.

Der Arzneimittelvertrieb in den Industriestaaten Europas, sowie deren Herstellung und Zulassungsbedingungen wurden in den letzten Jahren durch neue Regelungen in der Europäischen Union deutlich verbessert. Der freie Handelsverkehr in Europa ist jedoch noch nicht erreicht, denn es gibt innerhalb der EU verschieden gestaltete Regelungen im Bezug auf die Preisbildung und die Arzneimittelerstattung.[17]

Länder wie Südostasien, Brasilien oder Argentinien weisen einen starken Anstieg der Arzneimittelbranche auf, das liegt vor allem an der wachsenden Bevölkerung und die dadurch größer werdende Mittelschicht.

Man versucht nun, die Vorschriften zur Herstellung der Medikamente weltweit ähnlich zu gestalten, so will man erreichen, dass zentrale Standorte weltweit agieren können, dies würde zu einer Kostenreduzierung bei der Forschung und Entwicklung führen und innovative Medikamente können sich leichter in die Märkte eingliedern und sich dort behaupten.

---

[17] Vgl. (o.V.) http://www.bpi.de/download/pharmadaten_2006.pdf

Am 1. Mai 2004 wurde die Europäische Union um zehn neue Mitgliedsstaaten bereichert, dies führte nun zu neuen Herausforderungen in der Wirtschaft und im Gesundheitswesen.

Die Preise der Medikamente weisen schon im Bezug auf den Mehrwertsteuersatz eine Differenz auf, in den meisten Ländern entfällt dieser bei dem Kauf von Arzneimitteln in anderen Ländern wiederum wird er nur reduziert.

Diese verschiedenen Mehrwertsteuersätze und die unterschiedlich gestaltete Gesetzgebung der Margen im Bezug auf die Handelsstufen (Apotheke sowie Großhändler) lassen die Arzneimittelpreise innerhalb von Europa stark variieren. Um einen Vergleich zu machen, muss überprüft werden, ob die führenden Handelsformen in Deutschland auch in den anderen Ländern genügend Marktrelevanz haben. Außerdem wird in den anderen Ländern nicht überall auf Basis der Herstellerabgabepreise gerechnet, das bedeutet, dass die Preise zuerst umgerechnet werden müssen. Diese verschiedenen Hindernisse heißt es bei einem Preisvergleich zu bewältigen, außerdem müssen auf jeden Fall Mengengewichtungen bei einem Gesamtvergleich vorgenommen werden.[18]

Obwohl die Erstattungen und Preisbildungen in allen Ländern unterschiedlich sind, müssen sich doch all diese Länder mit dem starken generischen Wettbewerb auseinandersetzten.

Deutschland liegt im Bezug auf die Preisstruktur im unteren Drittel. Denn etwa 60% des Preises sind Herstelleranteil, der Rest setzt sich zusammen aus dem Anteil des Großhandels, dem der Apotheken und den Steuern.
Auf dem obersten Platz befindet sich Schweden mit einem Herstelleranteil von 80%.[19]

4.2 Pharmaboom am Beispiel Chinas

Die aktuelle Studie der PricewaterhouseCoopers (PwC) „Investing in China's Pharmaceutical Industrie" besagt, dass der Pharmamarkt China bis 2010 auf der weltweiten Liste der führenden Pharmaunternehmen im Bezug auf die Umsatzzahlen auf Platz fünf sein wird, bis in 2050 mit Abstand DER Marktführer sein.
Doch der Weg für ausländische Unternehmen, sich in China zu etablieren ist weiterhin steinig, denn es gibt noch viele Komplikationen, in Hinsicht auf die chinesische Politik was viele Patentverstöße zur Folge hat. Die Zielgruppe für die Medikamente ist die städtische

---

[18] Vgl. (o.V.) http://www.bpi.de/download/pharmadaten_2006.pdf
[19] Vgl. (o.V.) www.bionity.com Pharmamarkt China vom 17.05.2006

„Langfristiges Engagement von Pharmaunternehmen und Investoren zahlt sich aus"

Mittelschicht, denn auch die Zivilisationskrankheiten, wie zum Beispiel Diabetes und Fettleibigkeit, nehmen in China zu, außerdem veraltet die chinesische Gesellschaft.

Da die chinesischen Medikamente annährend so viel kosten, wie die importierten Generika, liegt es an den ausländischen Pharmaunternehmen, sich einen Überblick über den chinesischen Pharmamarkt zu verschaffen.

Viele Bürger Chinas können sich keine Krankenversicherung leisten, deswegen beherrschen Produktfälschungen und Generika den Markt. Die meisten Produktfälschungen kommen aus China. Da sich vor allem kleine lokale Standorte für den Wirtschaftswachstum in ihrer Region interessieren, werden oftmals Patentverstöße und diese Fälschungen nicht gemeldet.

Die chinesischen Medikamente können sich oftmals nur schwer gegen die traditionelle Medizin durchsetzen.

Die knapp 4.000 inländischen Unternehmen konzentrieren sich nicht auf Forschung und Entwicklung, sondern investieren in Generika.

China macht es den Unternehmen einfach, neue Medikamente zu entwickeln, denn die Entwicklung ist ca. 700 Millionen US Dollar günstiger, außerdem finden sich einfacher Testpersonen, die vorher noch keinen Test mitgemacht haben, was genauere Forschungsergebnisse zur Folge hat.[20]

4.3 Marktführer

4.3.1 Novartis Schweiz

Die Novartis AG entstand 1996 aus einer der bis dato weltweit größten Fusion. Der Biologie – und Pharmaziekonzern wurde von den Unternehmen Ciba – Geigy AG und Sandoz gegründet.

Im Jahr 2006 erwirtschaftete Novartis einen Nettoumsatz von 37,0 Milliarden US Dollar, was eine Steigerung zu Vorjahr von 15% für das Unternehmen bedeutet. Der Reingewinn betrug 7,2 Milliarden US Dollar, ein Anstieg von 17%.[21]

4.3.2. Pfizer USA

Pfizer ist einer der größten weltweiten Pharmakonzerne, der seinen Sitz in den USA, New York, hat. Gegründet wurde dieses Unternehmen 1849 von einem Deutschen aus Ludwigsburg, namens Karl Pfizer.

Pfizer beschäftigt derzeit weltweit über 115.000 Arbeiter (Stand 2005) und der Umsatz lag 2005 bei 51 Milliarden US Dollar. Das einem wohl bekannteste Mittel ist das Potenzmittel

---

[20] Vgl. (o.V.) http://www.med-magazin.de/article2007.html
[21] Vgl. (o.V.) http://de.wikipedia.org/wiki/Novartis (Stand 07.04.2007)

Viagra, schon lange der größte Umsatz – und Gewinnträger. Das Unternehmen hat deutsche Niederlassungen in Karlsruhe, Freiburg, Illertissen, Feucht und Frankfurt am Main und beschäftigt dort etwa 5000 Menschen.[22]

4.3.3 GlaxoSmithKline

GlaxoSmithKline zählt zu den fünft größten Pharmaunternehmen der Welt. Seinen Sitz hat es in London, Großbritannien. Im Dezember 2000 entstand es aus der Fusion von Glaxo Wellcome und SmithKline Beecham.
Es beschäftigt derzeit über 103.000 Mitarbeiter bei einem Gesamtumsatz von 23 Milliarden britische Pfund. Der Gewinn, vor den Steuern, lag 2004 bei 7 Milliarden Pfund.[23]

5 Zukunft

5.1 Generika

5.1.1 Definition

Eine wirkstoffgleiche Nachahmung eines Arzneimittels, das bereits unter einem bekannten Namen auf dem Markt zu finden ist, wird als Generika bezeichnet. Ein Unterschied zu dem Nachahmungspräparat kann in den Hilfsstoffen und der Herstellungsmethode liegen.
Neue Erkenntnisse über die Altpräparate werden in die Forschung und Entwicklung der Generika umgesetzt.[24]
Generika sind also geprüfte und erprobte Präparate, die sich an Patienten bewährt haben und sicher, sowie wirksam sind.
Diese Präparate werden meistens unter dem Namen der internationalen Wirkstoffbezeichnung (INN) verkauft, wobei dieser Name auf die Firma hinweist. Vor allem in Europa ist diese Form der Namensgebung sehr stark vertreten. Wird ein Generikum mit einem eigenständigen Namen versehen, so nennt man dies Branded Generic.

5.1.2 Fakten

Da der größte Teil der Kosten bei der Entwicklung von Medikamenten in der Herstellung liegt, ist die Kopie eines Wirkstoffes preisgünstiger, da diese Kosten hier entfallen.

---

[22] Vgl. (o.V.) http://de.wikipedia.org/wiki/Pfizer (Stand 07.04.2007)
[23] Vgl. (o.V.) http://de.wikipedia.org/wiki/GlaxoSmithKline (Stand 07.04.2007)
[24] Vgl. (o.V.) http://de.wikipedia.org/wiki/Generika (Stand 01.04.2007)

Nach einer Untersuchung der Stiftung Warentests hat man im September 2004 herausgefunden, dass Generika bis zu einem Drittel günstiger sind als die Originalprodukte. Um die Originalprodukte vor der Konkurrenz der Generika zu schützen, werden die entwickelten Produkte von dem Verband Forschender Arzneimittelhersteller regelmäßig mit einem Patentschutz versehen.

Hersteller von Generika und von innovativen, neuen Produkten sehen sich als zwei stark voneinander getrennte Gruppen, die doch in derselben Branche zu Hause sind. Jedoch gibt es zwischen diesen Beiden Unstimmigkeiten, so sehen die Pharmaunternehmen die Generikahersteller als Nutznießer, denn diese würden ohne großen finanziellen Aufwand ihre Arzneimittelkopien für niedrigere Preise auf dem Markt verkaufen. Den Pharmaunternehmen wird allerdings vorgeworfen, sie verkaufen auch dann noch ihre Medikamente für eine hohe Summe, wenn all die Forschungs – und Entwicklungskosten schon gedeckt sind.[25]

Der Trend entwickelt sich dorthin, dass auch immer mehr große Pharmaunternehmen ihre eigenen Generika herstellen, wie zu Beispiel die Tochterfirma von Novartis, Sandoz, welches, nach Teva (Israel/USA), der zweitgrößte Generikahersteller der Welt ist. Zu den bekannten Herstellern in Deutschland lassen sich Ratiopharm, Hexal, und Stada hinzuzählen.[26]

Eine Studie der IMS Health hat ergeben, dass die Preise der Nachahmerpräparate in Deutschland und Großbritannien an der Spitze Europas stehen, wobei die Preise in der Bundesrepublik im Durchschnitt 56% höher sind, als auf den britischen Inseln. In der Bundesrepublik haben die Generika einen Umsatzanteil von 19%, wobei der Marktanteil in den restlichen europäischen Ländern bei 5 – 6% liegt, oder eine noch ganz untergeordnete Rolle spielt.[27] Da in Europa Festbeträge gelten, können sich die Preise nicht selber bilden und so kann auch kein Wettbewerb stattfinden.

5.2 Medikamentfälschungen

Auf den Märkten der Welt findet man immer öfters Fälschungen vor und so, wie man Schuhe, T – Shirts und Parfüms fälscht, passiert es auch mit unseren Arzneimitteln. Diese Produkte sind spottbillig, aber kann man verantworten, dass diese in die Hände von Patienten geraten?

---

[25] Vgl. (o.V.) http://de.wikipedia.org/wiki/Generika (Stand 31.03.2007)
[26] Vgl (o.V.) http://de.wikipedia.org/wiki/Generika (Stand 31.03.2007)
[27] Vgl. (o.V.) http://www.vfa.de/politik/artikelpo/imshealth_generika_html

Die Wirkungsstoffe sind falsch dosiert, und die erforderliche Qualität ist oftmals nicht vorhanden. Außerdem sind die Verpackungen und Beipackzettel nicht ordnungsgemäß gestaltet. In der Bundesrepublik findet man überwiegend so genannte Bulkware vor. Das ist illegal erworbene Ware, die in falschen Verpackungen mit falschen, oder gar nicht vorhandenen Beipackzetteln verkauft wird.

Eine Untersuchung der Weltgesundheitsorganisation bestätigt, dass 50% der Fälschungen keine Wirkungsstoffe enthalten, 19% die falsche Dosierung und 16% andere Wirkstoffe.

Da für Medikamentfälschungen keine Forschungs- und Entwicklungskosten anfallen, werden diese zu sehr viel niedrigeren Preisen verkauft, so lassen sich schnell hohe Gewinne erzielen. Der Grund für solche Fälschungen ist einzig und allein Profitgier. Schätzungen zufolge sind 25 Milliarden Euro der weltweit vertriebenen Medikamente gefälschte Arzneimittel.[28]

Sich vor Arzneimittelfälschungen zu schützen, ist sehr schwer. Bei gut gefälschten Medikamenten kann nur durch einen analytischen Test untersucht werden, ob es sich um ein echtes oder nachgemachtes Präparat handelt.

Es besteht für uns das Risiko, dass gefälschte Medikamente auf unserem Ladentisch landen, wenn die Studien zum Beispiel in den Entwicklungsländern durchgeführt werden, weil dort die Tests und deren Analysen preiswerter sind. Denn diese werden mit falsch dosierten oder auch anderen Wirkstoffen durchgeführt.

Um gegen diese Produktpiraterie vorzugehen, erstellen einige Pharmaunternehmen Hologramme, wie man sie auf den Geldscheinen findet, um die Fälschung schwerer zu machen und um auf die Echtheit des Präparates hinzuweisen.

Doch für Verbraucher ist es oft schwer, die vielen verschiedenen Kennzeichen zu erkennen und diese richtig zu verstehen.

Bei wenigen Herstellern ist es schon Gang und Gebe, die verschiedenen Tabletten mit unterschiedlichen Chargen – Nummern zu versehen, so ist es einfach, diese, bei Fehlerhaftigkeit, wieder aus dem Verkehr zu ziehen. Nun liegt die Überlegung nahe, wie beim Online – Banking, beim Kauf von Medikamenten über das Internet, diese Chargen – Nummer einzugeben, so werden die Verbraucher und auch die Produzenten geschützt. Der Hersteller hat nun nur noch eine Sorge, dass die Webseite nicht ständig kontrolliert oder unter einer falschen Adresse nachgeahmt wird.

---

[28] Vgl. (o.V.) http://www.medikamentenqualitaet.de/gefahr/form_2200.html

5.3 Internetapotheken

Internetkauf von Medikamenten wird immer beliebter, denn viele Produkte sind in Deutschland viel teurer als im Ausland, vor allem, wenn man Arzneimittel regelmäßig bezieht, lohnt es sich auf dieses Internetangebot zurückzugreifen. Die Gesetze sind von Land zu Land verschieden, so kommt es, dass es unterschiedliche Regelungen bezüglich der Verschreibungspflicht gibt. Für viele Verbraucher entgeht der oft lästige Gang zum Arzt, um ein Rezept zu holen, denn im Internet gibt es ein „Formular", das ausgefüllt werden muss, ein Online – Rezept. Krankenhausapotheken sehen diese neue Bezugsform von Medikamenten als starke Konkurrenz, so kommt es, dass diese Rezepte ausstellen, die nur in diesem Krankenhaus eingelöst werden können. [29]

Fazit und Ausblick

Aufgrund dieser Fakten, Daten und Zahlen, sowie die zu erwartenden Veränderungen, muss sich jedes Pharmazieunternehmen weltweit an den Wettbewerb anpassen, um weiterhin eine Rolle als relevanter Marktteilnehmer zu spielen. Die führenden Industrienationen müssen Länder wie China und Brasilien als ernst zu nehmende Konkurrenten in Betracht ziehen und sich auf Grund dessen auf dem Markt eine sichere Position verschaffen.

---

[29] Vgl. (o.V.) http://www.chemie-im-alltag.de/articles/0015/index.html

Literaturverzeichnis:

Fachliteratur:

- **Wiedmann, K.; Küpper, J.; Becker, W. (1997):** Der deutsche Pharmamarkt. Ein Überblick

Fachzeitschriften:

- Deutsche Apotheker Zeitung (Ausgabe 7/07)
- Pharmazeutische Zeitung (Ausgabe 7/07)

Internetquellen:

- http://www.bmbf.de/de/gesundheitsforschung.php
- http://www.kodexkonform.de/index.php4?act=pharma-markt
- http://www.stada.de/unternehmen/investoren_service/glossar/definitionpharma markt.asp
- http://de.wikipedia.org/wiki/Pharmaunternehmen
- http://de.wikipedia.org/wiki/Pfizer
- http://www.gesundheitspolitik.net/f_home_html.html
- http://www.ftd.de/unternehmen/gesundheitswirtschaft/index.html
- http://www.pharmazeutische-zeitung.de/index.php?id=1900&type=0
- http://www.aok-bv.de/imperia/md/content/aokbundesverband/dokumente/pdf/service/ggw3_2006_wido.pdf
- http://www.imshealth.de/de/artikel
- http://www.novartispharma.de/pdf/jobs_und_karriere/Unternehmensportrait.pdf
- http://www.oeaz.at/zeitung/3aktuell/2002/12/info/info12_2002imss.html
- www.vfa.de/print/de/wirtschaft/marktentwicklung/
- http://www.sueddeutsche.de/wirtschaft/artikel/917/40877/
- http://www.freenet.de/freenet/fit_und_gesund/gesundheit/allgemeinmedizin/medikamentenfaelschung/02.html
- http://www.chemie-im-alltag.de/articles/0015/index.html